Diabète De Type 2

Livre De Recettes Et Plan D'action Pour Les Personnes

Nouvellement Diagnostiquées: Inverser Votre Diabète

Naturellement Avec Des Recettes Éprouvées

Par *Isabella Evelyn*

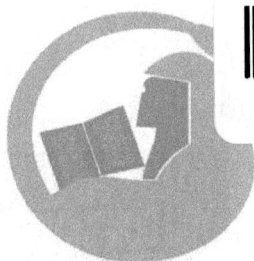

I0134922

EFFINGO
Publishing

Pour plus de livres, visitez :

EffingoPublishing.com

Télécharger un autre livre gratuitement

Nous voulons vous remercier d'avoir acheté ce livre et vous offrir un autre livre, "Les erreurs de santé et de forme physique que vous ne savez pas que vous faites", complètement gratuit.

Visitez le lien suivant pour vous inscrire et le recevoir :

www.effingopublishing.com/gift

Dans ce livre, nous allons décomposer les erreurs les plus courantes en matière de santé et de forme physique que vous faites probablement en ce moment, et nous vous révélerons comment vous pouvez rapidement vous mettre dans la meilleure forme de votre vie.

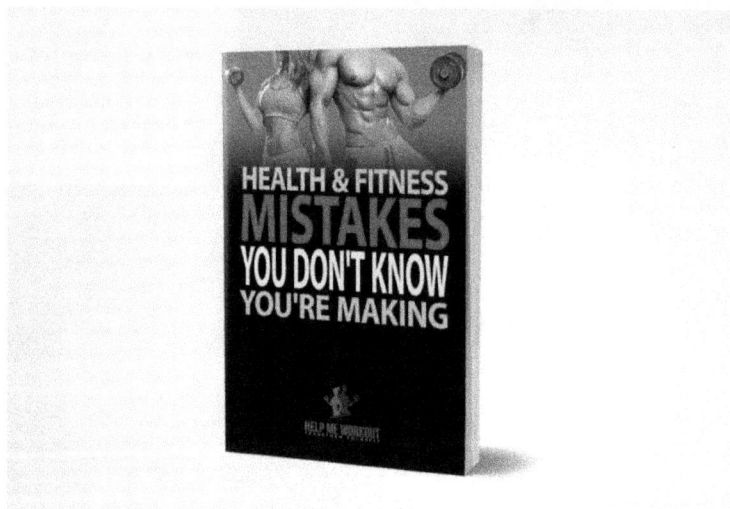

En plus de ce précieux cadeau, vous aurez également l'occasion d'obtenir gratuitement nos nouveaux livres, de participer à des tirages au sort et de recevoir d'autres courriels utiles de notre part. Encore une fois, visitez le lien pour vous inscrire :

www.effingopublishing.com/gift

TABLE DES MATIÈRES

INTRODUCTION

Il est indéniable qu'un diagnostic de diabète peut être assez effrayant, surtout si vous ne savez pas quoi faire ensuite. Devriez-vous vous inscrire à un programme d'exercice particulier? Devriez-vous prendre beaucoup de médicaments et de suppléments? Il y a beaucoup de choses que vous devriez considérer. Cependant, la décision la plus importante que vous pouvez prendre est celle de savoir quoi manger.

La nourriture est une partie essentielle de notre survie, et nous aimons manger. Pour une personne diabétique, cela n'a pas à changer. Vous n'avez pas à sacrifier la nourriture pour le diabète. Tout ce que vous avez à faire, c'est d'échanger les mauvais aliments contre des choix plus sains. Le goût n'est pas non plus un problème, car il existe de nombreuses façons d'augmenter vos repas pour qu'ils restent savoureux et sains en même temps.

C'est là que ce livre entre en jeu. Ce livre vous aidera non seulement à combattre le diabète avec des idées et des informations utiles, mais il vous aidera également à aller de l'avant. Dans ce livre, non seulement vous apprendrez des façons de gérer vos repas et votre alimentation en tant que personne atteinte de diabète, mais vous trouverez également des recettes et un exemple de plan d'un mois que vous pouvez utiliser pour vous aider.

Ce livre vous aidera à vous sentir en sécurité et prêt à vivre une vie heureuse et bien nourrie malgré votre diabète.

De plus, avant de commencer, je vous recommande de vous inscrire à notre bulletin électronique pour recevoir des mises à jour sur les nouvelles parutions ou les promotions. Vous pouvez vous inscrire gratuitement et, en prime, vous recevrez un cadeau. Notre livre "Les erreurs de santé et de forme physique que vous ne savez pas que vous faites" ! Ce livre a été écrit pour démystifier, exposer les choses à faire et à ne pas faire et enfin vous fournir les informations dont vous avez besoin pour être dans la meilleure forme de votre vie. En raison de la quantité écrasante de désinformation et de mensonges véhiculés par les magazines et les " gourous " autoproclamés, il est de plus en plus difficile d'obtenir des informations fiables sur la condition physique. Vous devrez passer par des dizaines de sources biaisées, peu fiables et peu fiables pour obtenir de l'information sur votre santé et votre condition physique. Tout ce dont vous avez besoin pour vous aider a été décomposé dans ce livre afin que vous puissiez le suivre facilement et obtenir des résultats immédiats pour atteindre vos objectifs de mise en forme désirés dans les plus brefs délais.

Encore une fois, pour vous inscrire à notre bulletin électronique gratuit et recevoir un exemplaire gratuit de ce précieux livre, veuillez visiter le lien et vous inscrire maintenant : **www.effingopublishing.com/gift.**

PRIMER PARTIE : AVANT LA PLONGÉE

Bienvenue dans la PREMIÈRE partie du livre. Dans cette partie, nous allons entrer dans les bases du diabète. Qu'est-ce que c'est? Quels sont les types? Quels sont les risques? Que faut-il manger? Le comment et le combien.

CHAPITRE 1 : COMPRENDRE LE DIABÈTE

Aujourd'hui, de plus en plus de personnes reçoivent un diagnostic de diabète. Auparavant, la plupart des personnes atteintes de la maladie étaient des adultes de 30 ans ou plus. Cependant, aujourd'hui, il peut s'attaquer à n'importe qui, quel que soit son état et son emplacement. Ce qui est encore plus alarmant, c'est que l'augmentation n'est pas seulement de quelques milliers. On parle de millions. Des statistiques récentes indiquent que plus de 30 millions de citoyens américains sont diabétiques et plus de 420 millions dans le monde.

Maintenant, vous pouvez demander. Qu'est-ce que le diabète en premier lieu? Qu'est-ce qui le rend si dangereux?

Eh bien, le diabète est une condition dans laquelle le taux de sucre dans le sang d'une personne s'élève au-dessus de la normale. Elle se produit généralement lorsque le corps humain ne peut pas utiliser pleinement l'insuline libérée par le pancréas pour réguler les niveaux de sucre. Pour une personne non diabétique, l'insuline régule le niveau de sucre et aide à utiliser le sucre comme source d'énergie. Cependant, si une personne est diagnostiquée avec le diabète, elle ne peut pas effectuer cette tâche correctement, ce qui provoque une augmentation de la glycémie.

Type 1 : symptômes et facteurs de risque

Le diabète peut se présenter sous deux formes : le type 1 et le type 2. Le type le plus sévère est le type 1. Le diabète de type 1 est également connu sous le nom de diabète juvénile, car il touche habituellement les enfants et les adolescents. Cependant, tout le monde peut avoir le type 1. Ce type n'est pas partagé et souvent 10% des patients diabétiques en sont atteints.

Dans le diabète de type 1, l'organisme du patient ne produit pas du tout d'insuline. Cela entraîne une dépendance du patient à l'égard de l'insuline. Il résulte habituellement d'une attaque du système immunitaire contre les cellules productrices d'insuline de l'organisme situées dans le pancréas. L'attaque se termine généralement par l'incapacité de produire de l'insuline. Comme il n'y a plus d'insuline, le sucre dans le sang ne peut pas être traité, et il s'accumule, privant les cellules de l'énergie nécessaire.

Souvent, non seulement il affecte le sang, mais il peut aussi causer des problèmes aux yeux, aux nerfs, au cœur, aux reins, et plus encore. Si elle n'est pas traitée, elle peut conduire à la mort. Les patients de type 1 devront se fier à l'insulinothérapie, possiblement au cours de leur vie.

Symptômes

Voici certains des signes qui peuvent être observés chez un patient atteint de diabète de type 1.

1. Miction fréquente

2. Soif accrue

3. Perte de poids rapide

4. Faim sévère

5. Fatigue

6. Irritabilité

7. Vision floue

8. Étourdissements et vomissements

9. Douleurs abdominales

10. Mauvaise haleine

11. Peau qui démange

Facteurs de risque

De nombreux facteurs peuvent influer sur l'apparition et la progression du diabète de type 1. Vous trouverez ci-dessous certains des points saillants :

1. Génétique et histoire familiale

2. Alimentation et habitudes alimentaires

3. Stress

4. Situation géographique

5. Facteurs environnementaux

6. Santé générale

7. Âge

Type 2 : symptômes et facteurs de risque

Contrairement au diabète de type 1, le type 2 est plus fréquent. Environ 90 % des patients diabétiques ont ce problème. De plus, par rapport au type 1, le type 2 n'est pas trop dépendant de l'insulinothérapie. Les personnes qui l'ont habituellement sont des adultes, c'est pourquoi on l'appelle aussi diabète de l'adulte, bien que de plus en plus d'enfants reçoivent ce diagnostic.

Les personnes qui ont reçu un diagnostic de diabète de type 2 peuvent encore produire de l'insuline, mais pas suffisamment. Et la plupart du temps, bien que l'organisme puisse créer de l'insuline, il ne peut pas en reconnaître l'utilisation parce qu'il y résiste. Ça s'appelle l'insulinorésistance.

Les traitements de ce type portent principalement sur la façon de contrer l'insulinorésistance et d'améliorer la production d'insuline. Ces traitements sont principalement axés sur une bonne alimentation, le contrôle du poids et un mode de vie actif. Le seul moment où il y a un médicament où le niveau de sucre n'est plus gérable est quand on a besoin d'aide avec le médicament.

Symptômes

Les symptômes qu'une personne avec le diabète de type 2 peut voir sont semblables aux symptômes de ceux avec le type 1. La seule différence est que chez les patients atteints de diabète de type 2, l'apparition de ces symptômes est plus lente et moins grave. Maintenant, bien que les signes ne crient pas au diabète, c'est aussi la raison pour laquelle ils sont confondus avec quelque chose d'autre, comme les signes de vieillissement ou de stress. Par conséquent, la plupart des gens ont tendance à les ignorer.

Facteurs de risque

Comme le diabète de type 1, plusieurs facteurs peuvent aussi déclencher le diabète de type 2. Ces facteurs comprennent :

1. Génétique et histoire familiale

2. Alimentation et habitudes alimentaires

3. Mode de vie

4. Poids

5. Stress

6. L'hypertension artérielle

7. Problèmes hormonaux

Que faire avant le diabète ?

Il est toujours préférable de prévenir le diabète que de le traiter au début. La prévention du diabète est également assez facile, bien qu'elle nécessite un engagement. Il s'agit de maintenir un mode de vie sain et d'éviter les complications de santé. L'Association américaine du diabète présente ces étapes simples pour aider à prévenir le diabète ainsi que des points supplémentaires :

1. Soyez plus actif

Une façon de s'assurer que vous ne développez pas le diabète est de vous tenir occupé. Faire de l'exercice et d'autres activités physiques pour stimuler le métabolisme des sucres. Inclure des exercices aérobiques, ainsi que des exercices de résistance et de force, car il a été démontré que ces derniers aident à prévenir ou à contrôler le diabète.

2. Manger plus de fibres

Les fibres apportent de nombreux bienfaits à l'organisme. Elles peuvent aider à réduire le risque de développer une maladie du cœur et favoriser la perte de poids en augmentant la satiété. Les fibres peuvent également aider à réguler le taux de sucre dans le sang. Les aliments riches en fibres sont principalement les légumes, les fruits, les légumineuses et les haricots, les noix et les grains entiers.

3. Manger des grains entiers

Au lieu d'opter pour le pain à la farine, optez plutôt pour les grains entiers et d'autres produits. En plus d'être une source évidente de fibres, les grains entiers sont aussi une aide pour arrêter la faim, donc vous êtes moins susceptible de continuer à manger des glucides pour satisfaire votre appétit. Par conséquent, la prochaine fois que vous voudrez manger des glucides, choisissez des aliments à grains entiers comme les céréales, le gruau, les pâtes, etc.

4. Perte de poids

Votre poids peut affecter l'apparition du diabète. Si vous êtes en surpoids ou obèse, vous avez un risque plus élevé de développer le diabète. Vous devez perdre ces kilos en trop pour réduire les risques. Une étude a porté sur des participants ayant un excès de poids qui ont perdu du poids et a constaté que la perte de poids réduisait le risque de diabète de 60 %.

5. Aliments sains au régime

Le but principal des modes alimentaires est de vous aider à perdre du poids. Bien qu'elles puissent être utiles pour répondre à cette demande, elles ne sont pas forcément durables lorsqu'il s'agit de prévenir le diabète à long terme. Alors, au lieu de vous concentrer sur l'alimentation, pourquoi ne pas vous concentrer sur la santé de vos repas?

6. Dormez bien

Le sommeil est un aspect essentiel de la santé. Si vous voulez rester en bonne santé, vous devez conserver une bonne habitude de sommeil. Le manque chronique de sommeil est corrélé par certaines études avec un risque accru de développer un diabète.

7. Restez hydraté

Une autre clé pour maintenir un risque moindre de diabète est de rester bien hydraté et de s'en tenir à l'eau. Les boissons gazeuses et les boissons sucrées ne font que vous mettre en danger.

Que faire après le diagnostic ?

Il n'est pas facile de recevoir un diagnostic de diabète. Cependant, cela ne signifie pas non plus la fin du monde. Vous pouvez continuer à vivre comme vous l'avez fait avec quelques changements mixtes pour vous aider à gérer votre diabète.

1. **Exercice quotidien**

En plus de prévenir le diabète, l'exercice joue également un rôle essentiel dans la gestion de votre diabète. L'exercice peut aider à augmenter la production d'insuline, ainsi que la capacité de votre corps à bien l'utiliser.

Vous n'avez pas besoin de vous dépêcher. Commencez par des exercices simples. Faire de courtes promenades de 30 minutes chaque matin est un bon début. Vous pouvez monter et ajouter d'autres activités ou augmenter votre niveau.

2. Maintenir une alimentation saine

Gardez vos repas sains. Limitez-vous aux aliments non amylacés comme les asperges, le concombre, les carottes, les légumes à salade et les tomates. N'oubliez pas de ne vous contenter que de viandes maigres. Certains produits laitiers non gras, la volaille maigre, le poisson, les patates douces, les haricots et les fruits Si vous voulez inclure certains glucides, gardez-les entiers comme le riz brun, le maïs soufflé, le quinoa, l'avoine entière et le sorgho. De plus, assurez-vous de bien vous hydrater avec de l'eau.

3. Réduire le stress

Le stress peut contribuer à de nombreuses maladies et affections. Le diabète ne fait pas exception. Le stress peut augmenter votre taux de glycémie et votre résistance à l'insuline. Réduisez la pression en trouvant du temps pour vous détendre et en gérant correctement les choses qui sont des causes potentielles de stress.

4. Renoncez à vos anciennes habitudes

Fumer et boire de l'alcool sont deux vices qu'il faut abandonner. Fumer et boire trop d'alcool peuvent causer plusieurs problèmes en plus du diabète, comme des problèmes de respiration et de foie. La consommation d'alcool peut faire baisser votre taux de glycémie parce que votre foie devra se concentrer sur l'élimination de l'alcool de votre sang au lieu de réguler votre taux de glycémie.

5. Tout suivre

Tenez un registre de votre vie quotidienne. Notez ce que vous mangez, buvez et faites chaque jour afin de pouvoir rapidement prendre des habitudes malsaines qui peuvent se développer et déclencher davantage votre diabète. Si votre objectif est de perdre du poids, cela vous aidera surtout à faire le suivi de ce que vous devez et ne devez pas manger et boire.

6. Dormez bien

Assurez-vous de maintenir une bonne routine de sommeil. Se reposer et dormir suffisamment peut faire des merveilles pour votre corps. Un bon sommeil peut stimuler votre métabolisme et d'autres fonctions corporelles, ce qui est essentiel pour le contrôle du diabète.

Méfiez-vous de l'ABC

Que vous soyez diabétique ou non, il y a trois choses dont vous devez bien vous souvenir. Ce sera votre ABC.

A est pour le test A1C. Avec le test A1C, vous pouvez vérifier votre glycémie dans les trois mois. Il est généralement utilisé pour diagnostiquer si une personne a le diabète de type 2 ou non. Il est recommandé d'effectuer ce test au moins deux fois par an. Votre objectif pour réussir le test est d'obtenir un pourcentage inférieur à 5,7. Si vous obtenez une lecture de 5,7 à 6,4, alors vous serez diagnostiqué comme prédiabétique. Une lecture de 6,5 et plus signifie que vous avez le diabète.

B comme pression sanguine. Votre tension artérielle peut avoir un impact important sur votre diabète. C'est aussi l'un des principaux éléments qui peuvent aider à déterminer votre statut. Votre tension artérielle est mesurée pour déterminer la vitesse à laquelle votre cœur doit fonctionner pour que votre sang puisse continuer à circuler. Dans le cas des patients diabétiques, la pression artérielle doit être de 130/80.

C est pour le cholestérol. Le cholestérol est la graisse dans le sang. Il peut s'accumuler dans les artères et former de la plaque, ce qui endommage les artères et inhibe la circulation sanguine. L'organisme en possède deux types, les LDL ou lipoprotéines de basse densité et les HDL ou lipoprotéines de haute densité. Le LDL est le "mauvais" cholestérol et devrait être inférieur à 100 mg/dl. Cependant, une lecture de 100-129 mg/dl peut être considérée comme proche de la mesure idéale, alors que 130-159 mg/dl est considérée comme la limite. Le HDL est le "bon" cholestérol. Il est conseillé aux hommes d'avoir des HDL supérieurs à 40 mg/dl et aux femmes supérieurs à 50 mg/dl. La quantité totale de triglycérides devrait être la plus élevée à 200 mg/dl.

Assurez-vous de suivre l'ABC pour vous assurer de rester en santé et de ne pas aggraver les choses si vous avez le diabète.

CHAPITRE 2 : QUE FAUT-IL MANGER ?

Les macronutriments sont des ingrédients essentiels pour une bonne santé. Le corps en a besoin pour la croissance, le bon métabolisme, le traitement de l'énergie et d'autres fonctions vitales. Si vous avez le diabète de type 2, il n'a jamais été aussi important de vous assurer que vous avez ces macronutriments.

Il y a trois macronutriments que vous devez consommer : les glucides, les protéines et les lipides. Les glucides ont l'impact le plus important sur votre glycémie, tandis que les protéines et les lipides, bien qu'ils n'aient pas d'effet direct sur votre glycémie, peuvent affecter votre état de santé général.

Les glucides

Les glucides sont la principale source d'énergie du corps, et presque tous les aliments en contiennent. En raison de son impact direct sur le taux de sucre dans le sang, certains l'appellent le " grand méchant " des diabétiques. Cependant, ce n'est pas nécessairement le cas. Il n'est pas nécessaire d'éliminer complètement les glucides de votre alimentation, car ils sont essentiels au fonctionnement général de l'organisme. Ce que vous devez faire, c'est éliminer les mauvaises sources de glucides et vous en tenir à celles qui sont saines.

Fruits

Les fruits peuvent vous fournir les fibres et les glucides ainsi que les vitamines dont vous avez besoin. Par rapport aux légumes, les fruits ont une teneur plus élevée en glucides. Ainsi, bien qu'ils soient sains, ils doivent être consommés de façon proportionnelle.

Il est recommandé de manger des fruits frais et crus au lieu de fruits secs. Mais s'il vous arrive d'acheter des conserves, assurez-vous de vérifier la présence de sucre ajouté.

Légumes

Les légumes sont très importants. Ils peuvent être sans amidon ou riches en amidon. Les légumes *non amylacés* sont faibles en calories, mais riches en fibres. Ils ne contiennent qu'un tiers des glucides des fruits et légumes féculents. Ce sont surtout des légumes verts comme le brocoli, le chou-fleur, les asperges, les artichauts et d'autres légumes comme les tomates, les aubergines et les poivrons.

Lorsque vous mangez des légumes non amylacés, il faut faire preuve de variété pour obtenir le plus grand nombre possible de nutriments et de minéraux différents. Évitez les légumes en conserve et les légumes transformés et optez pour des produits frais. Si les légumes en conserve sont inévitables, assurez-vous de choisir ceux qui ont une faible teneur en sodium.

Les légumes amylacés, par contre, contiennent plus de glucides que les légumes non amylacés. La citrouille, les pois, le maïs et les pommes de terre sont des exemples de ces légumes. Ils sont de bonnes sources de vitamines, de fibres et de minéraux. Mais comme ils contiennent plus de glucides, ils doivent être pris en plus petites quantités que les autres.

Céréales et haricots

Les céréales et les haricots sont également d'excellentes sources de glucides. Les céréales contiennent plus de glucides que les fruits, les légumes et les légumineuses. Les grains peuvent être raffinés ou entiers. Les grains raffinés sont ceux qui ont déjà été traités pour éliminer le son et les germes. Ils sont moins riches en fibres et en nutriments que les grains entiers. Les grains entiers sont une variété plus saine parce qu'ils contiennent plus de fibres et de nutriments. Pour les patients diabétiques, les grains entiers sont une excellente option alimentaire. Les haricots et les lentilles sont d'excellentes sources de protéines et sont riches en fibres et en glucides, bien que moins que les autres.

Protéines

Les protéines sont principalement destinées aux fonctions structurelles, hormonales, immunologiques et métaboliques de l'organisme. Les protéines procurent également plus de satisfaction et de satiété pendant les repas. Les protéines proviennent principalement de la viande, de la volaille, des œufs, du poisson et des fruits de mer. Les produits de soja tels que le tofu et les légumineuses sont également d'excellentes sources de protéines.

Pour les repas, il est préférable de choisir du poisson et des fruits de mer plutôt que de la viande rouge. Si vous voulez manger de la viande rouge, limitez-vous aux viandes maigres et sans peau, qui sont plus faibles en gras et en cholestérol. Vous devriez éviter les viandes transformées, telles que les hot-dogs, le salami, les viandes froides et autres.

Il est également recommandé de répartir votre consommation de viande sur de petites portions tout au long de la journée plutôt que d'en manger une grande quantité à un seul repas. Des études montrent que l'organisme peut mieux traiter les protéines de cette façon.

Graisses

Les graisses sont des composants essentiels pour le maintien des cellules et l'absorption des vitamines. Ils procurent également une satiété plus durable pendant les repas, car ils prennent plus de temps à digérer. Ils fournissent également une source d'énergie plus concentrée, bien que leur traitement soit plus long.

Les graisses peuvent être saturées ou insaturées. Les gras saturés sont ceux qui ont tendance à demeurer solides à la température ambiante, comme la margarine, le beurre, le saindoux, le gras animal, la peau de poulet et les collations transformées. Les graisses insaturées sont celles qui restent liquides à température ambiante. Les gras insaturés sont plus sains et peuvent être monoinsaturés ou polyinsaturés. Les gras monoinsaturés se retrouvent dans l'huile d'olive, les noix et les avocats. Les gras polyinsaturés se retrouvent dans les poissons riches en oméga-3 comme le saumon, les sardines, le thon, le maquereau et les huîtres. Les noix comme les noix et les graines de lin en sont également riches.

Vous devriez éviter les gras saturés et les remplacer par des gras insaturés, surtout des oméga-3, qui sont bons pour le cœur.

Sodium

Bien que le sodium ne soit pas un macronutriment, il demeure une composante nécessaire des aliments que nous consommons. Il peut être présent dans la plupart des aliments que nous mangeons. C'est parce que le sel ajoute de la saveur aux aliments pour les rendre plus délicieux et plus satisfaisants. C'est aussi une source d'électrolytes vitaux pour le corps, qui sont essentiels pour les muscles et les nerfs.

Cependant, bien qu'il n'y ait pas de lien direct entre le diabète et le sodium, il demeure essentiel de maintenir des niveaux adéquats. L'excès de sodium peut augmenter le risque de maladie cardiaque. Si vous êtes à risque de maladie cardiaque, vous aurez alors des effets indésirables si vous recevez un diagnostic de diabète. Il est recommandé de maintenir de façon optimale les taux de sodium à 2300 mg par jour. Ceci est pour les personnes avec ou sans diabète.

Assurez-vous d'avoir les bons nutriments nécessaires à votre survie. Assurez-vous simplement de maintenir ces nutriments et minéraux aux niveaux appropriés et recommandés. Si le niveau recommandé est dépassé, il peut être nocif pour votre santé. Pour les tenir à distance, faites les tests nécessaires, adoptez une alimentation saine et un mode de vie plus sain.

Chapitre 3 : Comment faut-il manger ?

Dans ce chapitre, nous parlerons de l'importance de savoir quelle quantité vous devez manger. Il est non seulement essentiel de savoir ce que vous mangez, mais aussi comment vous mangez. Il y a deux façons de contrôler la quantité de nourriture que vous mangez. La première consiste à garder les cils sur votre portion de l'assiette, et la seconde à compter les glucides.

Surveillez vos portions

La première méthode qui peut être utilisée pour contrôler les repas et la quantité consommée est la méthode d'ensemencement ou de portionnement. Cette méthode s'adresse à ceux qui n'ont pas le temps de suivre les dernières nouveautés en matière de suivi des glucides et des calories. La division en portions est plus détendue parce que vous n'avez pas à compter combien de calories il y a dans la nourriture que vous mangez. Dans cette méthode, vous devez diviser votre assiette en trois portions de légumes, de protéines et de glucides.

Légumes : ½ du plat

Protéines : ¼ du plat

Glucides : ¼ du plat

Pour les légumes, assurez-vous de vous en tenir aux légumes non farineux. Les protéines doivent être du poisson, de la viande maigre, de la volaille sans peau, des œufs, des noix ou du tofu. Les glucides devraient être des pâtes de pain à grains entiers, des pommes de terre, du maïs, des pois ou des haricots.

Vous pouvez choisir un petit bol à dessert et y ajouter une portion de fruits frais ou de yogourt faible en gras. Limitez-vous à des boissons peu caloriques comme le thé ou le café noir. Ou, mieux encore, s'en tenir à l'eau.

Le calcul des glucides

Une fois que vous avez maîtrisé la méthode de l'assiette ou de la portion, vous pouvez régler votre contrôle de repas et procéder au calcul de vos glucides. Dans cette méthode, vous comptez les glucides que vous consommez par gramme à chaque repas, y compris les collations.

Pour les hommes : Il est recommandé de ne pas dépasser 60 grammes de glucides par repas, tandis que les collations doivent être de 30 grammes au maximum.

Pour les femmes : Gardez les glucides à 45 grammes par repas et 15 grammes pour les collations.

Remarque : Si vous voulez perdre du poids, vous devez manger moins que les quantités indiquées ci-dessus.

Pour cette méthode, vous devez connaître la portion d'aliment pour chaque gramme de glucides recommandé. Vous trouverez ci-dessous le nombre moyen de grammes de glucides et la taille des portions d'échantillon correspondantes.

15 grammes de glucides par portion

- *Céréales*

- *1 tranche de pain ordinaire ou 2 tranches de pain diététique*

- *1/3 tasse de pâtes, de riz ou de quinoa cuits*

- *¾ tasse de céréales*

- *1 tortilla de farine à 6 pouces*

- 1/3 tasse de riz brun

- ½ tasse d'avoine cuite

Légumes féculents et légumineuses

- ½ tasse de patate douce

- ½ pomme de terre de taille moyenne

- ½ coupe de banane

- 1 petit épi de maïs

- ½ tasse de maïs, haricots, lentilles, pois

- 1 tasse de citrouille

- ½ tasse de soupe aux lentilles

Légumes non amylacés

- ½ tasse de légumes cuits

- 1 tasse de légumes crus

Fruits

- ½ pamplemousse

- ½ banane de taille moyenne

- 1 pomme, poire, pêche ou petite orange

- 12 morceaux de cerises ou de raisins

- ½ coupe de fruits surgelés, sans sucre

- ½ melon

- 1 tasse de mûres

- ¾ tasse de bleuets

- 1 1/3 tasse de fraises

Collations

- 1 c. à soupe de miel, sirop d'érable, gelée

- 3 tasses de maïs soufflé

- 10-12 morceaux de chips cuites au four

- ¾ once de bretzels ou de crackers

Produits laitiers

- 8 onces de lait de vache

- 8 onces de lait de soya non sucré

- 6 onces de yogourt nature non sucré

- 6 onces de yogourt grec

Ce ne sont que des mesures typiques. Certaines de ces mesures peuvent varier, surtout dans le cas des édulcorants et des collations. Vérifiez toujours les étiquettes nutritionnelles au dos des emballages de chaque aliment que vous prévoyez manger pour vous assurer qu'elles sont exactes.

CHAPITRE 4 : QUELLE QUANTITÉ DE NOURRITURE FAUT-IL MANGER ?

Les repas que vous mangez sont généralement basés sur un nombre de calories spécifique chaque jour. Ce nombre de calories dépend également de votre taille, de votre âge, de votre poids, de votre niveau d'activité et de votre désir de perdre du poids ou de maintenir votre poids actuel.

Pour maintenir un poids sain

Pour maintenir leur poids habituel, les hommes ont besoin d'environ 1 800 à 2 300 calories par jour, tandis que les femmes ont besoin d'environ 1 700 à 2 000 calories par jour. Ce ne sont que des calories moyennes. Si vous voulez connaître votre nombre de calories, voici quelques calculs simples à faire :

Mode de vie sédentaire (peu ou pas d'activité)

Si vous menez une vie sédentaire et que vous avez un léger surpoids, le nombre de calories dont vous avez besoin par jour est d'au moins 10 calories par livre.

Modérément actif (marche d'environ 1,5 à 3 milles par jour)

Si vous marchez jusqu'à 3 miles par jour, alors vous êtes modérément actif. Basez votre compte de calories sur 13 calories par livre.

Actif (marcher au moins 3 milles par jour), en surpoids

Si vous êtes occupé et que vous pouvez marcher plus de 3 miles par jour, alors votre compte de calories sera basé sur 15 calories par livre.

Pour perdre les kilos en trop

Pour perdre du poids, la moyenne devrait avoir un nombre de calories quotidiennes de 1500-1800, alors que les femmes devraient s'en tenir à 1200-1500. En général, si vous voulez perdre au moins 1 livre par semaine, alors vous devez réduire de 500 calories votre apport calorique quotidien. Si vous voulez perdre 1,5 kg par semaine, réduisez vos calories de 1000. Cependant, n'oubliez pas que la réduction de 1 000 calories de votre compte calorique quotidien peut avoir des effets néfastes sur votre santé. Ne faites la réduction de 1000 calories que lorsque vous êtes physiquement capable de le faire.

Les mesures ci-dessus ne sont qu'une moyenne standard. Le nombre de calories peut varier d'une personne à l'autre. Pour un comptage plus précis des calories, vous pouvez utiliser les calculateurs de calories en ligne. Mieux encore, vous pouvez demander aux experts, ainsi vous saurez comment procéder.

Il n'est pas facile de changer soudainement de régime alimentaire. Cela peut prendre des mois, voire des années, pour devenir fort. Toutefois, pour que cette transition soit plus confortable pour vous, nous avons préparé un exemple de liste d'épicerie et un exemple de plan de repas de deux semaines que vous pouvez suivre.

CHAPITRE 5 : PRÉPARATION ET ACHATS

La préparation est cruciale dans tout plan ou changement. Pour un diabétique de type 2 nouvellement diagnostiqué, même pour ceux qui ne le sont pas, il est essentiel de préparer la cuisine et de faire les courses le plus possible. Par conséquent, pour ce chapitre, nous avons établi un calendrier de préparation que vous pouvez suivre pour votre cuisine, ainsi qu'un exemple de liste de courses pour les deux premières semaines de votre voyage. Les ingrédients figurant sur la liste d'épicerie comprennent les ingrédients des repas inclus dans le plan de deux semaines du chapitre suivant.

Préparation de la cuisine

La présence d'ingrédients sains est essentielle à tout repas, qu'il soit destiné à un patient diabétique ou non. Il est donc essentiel qu'avant de commencer à planifier vos repas, vous conserviez vos ingrédients en ne stockant dans votre cuisine que des ingrédients sains. Mais avant de le faire, vous devez d'abord éliminer les aliments malsains et pas si sains et tentants. Il s'agit de céréales à haute teneur en sucre, de biscuits, de boissons gazeuses comme les boissons gazeuses, de crème glacée, de malbouffe et d'autres collations semblables. Il est également nécessaire de vérifier les étiquettes au dos et de limiter au maximum les aliments transformés. Une fois que vous avez nettoyé votre cuisine, vous pouvez faire des réserves de ces ingrédients essentiels et sains. Les exemples suivants ne sont que les plus courants dans une cuisine saine. Vous pouvez choisir d'ajouter ou de supprimer certains des éléments pour mieux les adapter à votre goût.

De toutes les parties de la cuisine, le garde-manger est la plus susceptible d'être rempli de différents aliments et boissons. Donc, avant de vous rendre à votre prochaine épicerie pour savoir ce que vous devez y mettre, jetez d'abord un coup d'œil à l'échantillon suivant du contenu du garde-manger :

- Flocons d'avoine   - Vinaigre

- Graines de Chia   - Confiture et gelée (faible teneur en sucre)

- Graine de lin moulue   - Beurre d'arachide (faible en sodium)

- Noix non salées   - Pâte de tomate

- Pain complet   - Grain entier

- Biscuits complets   - Riz brun

- Pâtes alimentaires complètes   - Quinoa à grains entiers

- Tortillas à la farine complète   - Orge entière

- Haricots et lentilles (en conserve, faibles en sodium)

- Tomates (en conserve, faible en sodium)   - Huile végétale (huile d'olive, huile de canola)

- Thon ou saumon (en conserve, dans l'eau)   - Spray de cuisson antiadhésif

- Patates douces   - Bouillon (en conserve, faible en sodium)

Remarque : Assurez-vous de rechercher au moins 2 grammes de fibres par portion dans les grains entiers que vous achetez.

RÉFRIGÉRATEUR

Vous devez également faire attention à ne pas vous laisser emporter par la conservation de votre réfrigérateur, surtout avec les viandes grasses et les produits transformés congelés. Voici quelques contenus que vous pouvez inclure :

- Longe de porc maigre - Poissons (thon, saumon, etc.)

- Poulet ou dinde sans peau - Autres fruits de mer (attention aux allergies)

- Viande maigre - Edamame

- Aliments surgelés

Remarque : Assurez-vous de conserver des aliments congelés à 400 calories ou moins avec un maximum de

500 mg de sodium, un maximum de 45 g de glucides, au moins 6 g de fibres et au moins 15 g de protéines.

RÉFRIGÉRATEUR

Ensuite, c'est le réfrigérateur. Il a tendance à stocker trop de sucreries et d'autres glucides similaires. Voici ce que votre frigo devrait avoir :

- Oeufs - Protéines végétaliennes (tofu, tempeh ou seitan)

- Fruits frais - Moutarde de Dijon

- Légumes sans amidon - Lait non laitier (amande, noix de coco, soja)

- Boissons hypocaloriques (ex. : Seltzer) - Lait non gras

- Jus de légumes (faible en sodium) - Yogourt non gras (ex. yogourt grec)

- Fromage faible en gras (parmesan, etc.)

Voici d'autres choses que vous pouvez fournir, surtout comme exhausteurs de goût supplémentaires pour vos repas. Il est préférable de s'en tenir à ces exhausteurs de goût, car ils ont une teneur plus faible en sodium, sucre et calories que les exhausteurs de goût typiques utilisés dans la cuisine normale.

- - Vinaigre aromatisé (framboise, etc.) - Jus de citron ou de lime

- - Jengibre - Zeste de citron ou de lime

- - Sauce à l'avocat et au citron

- - Assaisonnements à faible teneur en sodium ou sans sodium

- - Salsa marinera - Sauce soya à faible teneur en sodium

- - Piment de la Jamaïque - Thym

- - Romero - Persil

- - Pimienta de cayena - Poivre noir

- - Albahaca - Origan

- - Comino

- - Flocons de poivre

CERTAINS ÉQUIPEMENTS DONT VOUS POURRIEZ AVOIR BESOIN

En plus des ingrédients mentionnés ci-dessus, le fait d'avoir le bon équipement dans votre cuisine rendra la préparation des repas plus saine. Voici quelques-uns des éléments essentiels :

- *Balance de cuisine - Tasses ou cuillères à mesurer*
- *Mélangeur - robot de cuisine*
- *Espiralizante (Végétale) – Pulvérisateur*

Liste d'achats de base

Avant d'examiner les exemples de plans de repas, nous vous présentons ici une liste d'achats type. Le contenu de cette liste d'achats est constitué des ingrédients sains les plus courants qui sont des composantes typiques des repas sains pour les patients diabétiques et non-diabétiques.

Viande

- Dinde hachée - Poitrines de poulet, sans peau

- Porc désossé, longe - Steak

Fruits de mer

- Filets de tilapia

- Pétoncles

- Filets de sole

- Flétan

Produits laitiers ou substituts et oeufs

- Beurre

- Fromage blanc

- Feta

- Fromage de chèvre

- Lait, amande ou écrémé

- yaourt grec

Produire

- - Avocat

- - Pomme

- - Banane

- - Aubergines

- - Ciboulette

- - Grains de maïs

- - Concombres anglais

- - Bulbes de fenouil

- - Ail

- - Carottes

- - Chou-fleur

- - Brocoli

- - Laitue

- - Haricots verts

- - Fichiers

- - Monnaie

- - Champignons

- - Poivrons rougesPimientos Habaneros

- - Oignons rouges et doux

- Épinards

- Tomates

- Courgettes

- Chou frisé

- Basilic

- Thym

- Origan

- Persil

- Bleuets

- Fraises

- Framboises

Produits en bouteille ou en conserve

- Bouillon de poulet (faible en sodium)   - Bouillon de légumes (sans sodium)

- Huile d'olive extra vierge   - Spray de cuisson antiadhésif

- Moutarde de Dijon   - Articles de marine

- Pois chiches (sans sodium)   -Sauce Worcestershire

- Purée de citrouille santé   - Compote de
pommes sans sucre

- Tomates séchées au soleil

Articles du garde-manger

- - Farine de blé entier   - Pitas, blé entier

- - Pain complet   - Tortillas de blé entier

- - Pain de blé entier   - Couscous, blé entier

- - Farine d'amande   - Linguine, blé entier

- - Poudre à lever   - Pistaches

- - Bicarbonate de soude   - Amande, hash

- - Vinaigre balsamique   - Pignons

- - Sel de mer   - Cannelle en poudrePáprika

          - Miel

- Extrait de vanille   - Édulcorant granulé

- Cumin moulu   - Poivre noir

- Ail en poudre   - Poivre poivré

- Coriandre moulue

- Quinoa

- Grains de café

- Blé bulgare

- Stevia

- Miettes de pain

- Avoine

- Pacanes

- Vinaigre de cidre de pomme

Vous pouvez choisir d'en ajouter d'autres à la liste d'achats ci-dessus au cas où vous auriez besoin de plus de choses. N'oubliez pas de toujours vérifier les étiquettes au dos pour les articles en conserve et en bouteille. Choisissez toujours ceux qui sont faibles en sodium ou ceux qui sont sans sodium. En ce qui concerne les produits agricoles, choisissez toujours les produits frais si possible ou les produits secs bruts si les produits frais ne sont pas disponibles.

CHAPITRE 6 : LE PLAN DE DEUX SEMAINES

Vous avez préparé votre nourriture et fait vos courses. Et maintenant, quoi faire ?

Commencez à préparer les repas, bien sûr ! Mais nous comprenons qu'il peut être déroutant au début de savoir comment choisir les aliments à préparer. Par conséquent, nous avons fourni un exemple de plan de repas que vous pouvez suivre pendant deux semaines. Tous les repas mentionnés ici ont des recettes et des instructions de préparation que vous pouvez suivre dans le chapitre suivant.

Ce sont tous des aliments délicieux et sains qui peuvent vous aider à établir vos deux premières semaines de changement de mode de vie pour les masses après avoir été nouvellement diagnostiqué avec le diabète de type 2.

Plan de repas pour la semaine 1

Lundi

Déjeuner : Muffins aux bleuets et au citron

Dîner : Ragoût de poulet, couscous de grains entiers avec pacanes

Dîner : Côtelettes au miel et Quinoa aux légumes

Mardi

Petit déjeuner : Pudding Chia savoureux

Déjeuner : Burger au poulet maison avec fromage bleu et croustilles de chou frisé

Dîner : Filet de sole épicée et lanières de courgettes dans un pesto crémeux à l'avocat

Mercredi

Petit déjeuner : Frittata aux champignons avec du fromage de chèvre

Déjeuner : Tilapia avec une sauce crémeuse au concombre, et fenouil et pois chiches

Dîner : Sandwich à la viande méditerranéenne

Jeudi

Petit déjeuner : Fromage blanc avec amandes et bananes fouettées

Déjeuner : Côte de porc de Diane et aubergine cuite au four avec du fromage de chèvre

Dîner : Poulet aux patates douces des *Caraïbes,* frites de chou frisé maison

Vendredi

Déjeuner : gaufres à la citrouille et aux pommes

Déjeuner : Tilapia avec une sauce crémeuse au concombre, et fenouil et pois chiches

Dîner : Hamburger de dinde sur pain de blé avec aubergine et fromage de chèvre au four

Samedi

Petit déjeuner : Frittata aux champignons avec du fromage de chèvre

Déjeuner : Burger au poulet maison avec fromage bleu et croustilles de chou frisé

Dîner : Flétan en croûte aux herbes et couscous complet aux pacanes

Dimanche

Petit déjeuner : Légumes brouillés

Dîner : Ragoût de poulet, couscous de grains entiers avec pacanes

Dîner : Tilapia avec une sauce crémeuse au concombre, et fenouil et pois chiches

Plan de repas pour la deuxième semaine

Lundi

Petit déjeuner : Fromage blanc avec amandes et bananes fouettées

Déjeuner : Côtelette de porc de Diane, et légumes au quinoa

Dîner : Filet de sole épicée et lanières de courgettes dans un pesto crémeux à l'avocat

Mardi

Petit déjeuner : Révolte suprême des légumes

Déjeuner : Flétan en croûte aux herbes et couscous complet aux noix

Dîner : Viande marinée au café et légumes avec du quinoa

Mercredi

Petit déjeuner : Pudding Chia savoureux

Déjeuner : Ragoût de poulet, croustilles de chou frisé maison

Dîner : Côtelette de porc et courgettes de Diane dans un pesto crémeux à l'avocat

Jeudi

Petit déjeuner : Frittata aux champignons avec du fromage de chèvre

Déjeuner : Viande marinée au café et légumes avec du quinoa

Dîner : Flétan en croûte d'herbes et couscous complet aux noix

Vendredi

Petit déjeuner : Fromage blanc avec amandes et bananes fouettées

Déjeuner : Côtelettes au miel et à la dijonnaise, aubergine au four avec du fromage de chèvre

Dîner : Ragoût de poulet et de couscous de grains entiers avec pacanes

Samedi

Déjeuner : Muffins aux bleuets et au citron

Déjeuner : Pétoncles à l'orange et croustilles de chou frisé maison

Dîner : Burger de dinde sur pain de blé avec aubergine et fromage de chèvre au four

Dimanche

Déjeuner : Gaufres à la citrouille et aux pommes

Déjeuner : Viande marinée au café et légumes avec du quinoa

Dîner : Filet de sole épicée et aubergine cuite au four avec du fromage de chèvre

Les repas inclus dans le plan ci-dessus peuvent être facilement échangés selon vos préférences et vos goûts. Cependant, pour les repas, vous ne rassemblez pas des sources abondantes de protéines dans la même journée pour les disperser tout au long de la journée. Par exemple, prenez le petit déjeuner avec un repas de poulet, puis le déjeuner avec de l'agneau ou du porc, et ensuite le dîner avec du bœuf. On dit que le corps digère mieux et traite ces sources progressivement et non pas toutes en même temps.

TROISIÈME PARTIE : DE DÉLICIEUSES RECETTES

Il est essentiel de cuisiner vos repas plutôt que de manger au restaurant pour rester en bonne santé avec le diabète. C'est pourquoi vous trouverez dans ce chapitre des recettes de repas incluses dans le plan standard de deux semaines, ainsi que quelques autres exemples. Les recettes ont été classées par catégories : aliments pour le petit déjeuner, porc et bœuf, volaille, poisson et fruits de mer, légumes et boissons gazeuses pour en faciliter l'accès.

CHAPITRE 7 : PETIT DÉJEUNER

Le petit déjeuner est le repas le plus important de la journée. Cependant, parfois, en raison de l'horaire chargé, la plupart des gens manquent le petit déjeuner. Avec les recettes en bas, vous ne manquerez plus jamais le petit déjeuner. Elles sont toutes faciles et rapides à préparer pour que vous puissiez prendre votre petit déjeuner en quelques minutes.

Pouding au chia savoureux

Ingrédients

- 3 cuillères à soupe de graines de chia
- 1 tasse de lait, faible en gras (noix de coco ou amande)
- ½ cuillère à soupe de miel ou de stévia
- ¼ cuillère à café de vanille

Procédure

1. Dans un bol, mélanger les graines de chia, le miel, la vanille et le lait. Laisser reposer pendant 5 minutes

puis remuer jusqu'à ce qu'il ne reste plus de grumeaux.

2. Transférer dans un bol en verre ou en maçonnerie et réfrigérer pendant au moins 2 heures ou toute la nuit.

Total des calories : 237 calories par portion

Fromage blanc avec amandes et bananes fouettées

Ingrédients

- 3 fromages cottage de 8 onces, faible en gras ou sans gras
- 4 c. à soupe de beurre d'amande
- 2 grosses bananes, tranchées

Procédure

1. Mélanger le fromage blanc et le beurre d'amande jusqu'à l'obtention d'un mélange lisse. Ensuite, diviser en quatre bols. Couvrir de tranches de bananes.

2. Des amandes peuvent également être ajoutées.

Total des calories : 270 calories par portion

Muffin aux bleuets et au citron

Ingrédients

- 1 tasse de bleuets frais
- ¾ tasse de crème sure
- 2 tasses de farine tout usage
- 2 c. à thé de poudre à pâte
- ¼ cuillère à café de bicarbonate de soude
- ¼ cuillère à café de sel de mer
- ¼ tasse de jus de citron
- Écorce de citron, 1 citron
- 2 gros œufs
- 2/3 tasse de sucre granulé
- ½ tasse de beurre non salé, fondu

Procédure

1. Préchauffer le four à 375 °F.

2. Dans un grand bol, mélanger la poudre à pâte, le bicarbonate de soude, la farine et le sel. Ajouter les œufs, la crème aigre, le jus de citron, le zeste de citron, le sucre et le beurre fondu. Assurez-vous de

mélanger jusqu'à ce que le mélange soit épais et grumeleux. Ajouter les myrtilles. Remuer.

3. Graisser un moule à muffins de 12 tasses et verser des quantités égales de pâte dans chaque tasse. Cuire au four pendant 15 à 20 minutes ou jusqu'à ce qu'il ne soit plus collant lorsque vous insérez un cure-dent. Refroidir et servir.

Total des calories : 258 calories par portion

Gaufres à la citrouille et aux pommes

Ingrédients

- 1 ¼ tasse de farine de blé entier
- 1 cuillère à soupe de levure chimique
- 1 cuillère à soupe de sucre cristallisé
- ½ cuillère à café de sel
- ½ tasse de purée de citrouille en conserve
- 2 petites pommes, finement hachées
- 1 œuf
- 1 tasse de lait, faible en gras
- 2 c. à table d'huile de canola
- 2 cuillères à café de cannelle

Procédure

1. Préchauffez le gaufrier ou le moule antiadhésif s'il n'y a pas de gaufrier.

2. Dans un bol, mélanger la farine, la levure chimique, la cannelle, le sucre et le sel. Une fois bien mélangé,

ajouter le lait, l'huile, l'œuf et la purée de citrouille. Bien mélanger et ajouter les pommes coupées en dés.

3. Boire environ 1/3 de tasse et verser dans le plat de cuisson pour chaque cuisson.

Total des calories : 170 calories par portion

Frittata aux champignons avec du fromage de chèvre

Ingrédients

- 8 gros œufs

- 4 oz de champignons sauvages, tranchés

- ½ tasse de lait, faible en gras

- 3 oz de fromage de chèvre, émietté

- 3 cuillères à soupe d'huile d'olive ou d'huile végétale

- ¾ Coupe de courgettes

- 1 grosse échalote, tranchée

- 1 gousse d'ail, hachée finement

- ¼ tasse d'oignon, haché

- Sel et poivre

Procédure

1. Préchauffer le four à 350 °F.

2. Dans une poêle, faire sauter les échalotes et l'ail dans 1 c. à soupe d'huile à feu moyen élevé. Ajouter les champignons tranchés et faire sauter pendant 5-10 minutes, jusqu'à ce que les champignons soient bien dorés. Ajouter ensuite les courgettes et faire

sauter pendant encore 2-3 minutes. Mettez-le sur une assiette et mettez-le de côté.

3. Mélanger les œufs et le lait et assaisonner de sel et de poivre. N'oubliez pas de le faire mousser.

4. Nettoyez la même casserole et ajoutez 2 cuillères à soupe d'huile. Remuer le moule tout en versant le mélange d'œufs pour obtenir une fine croûte. Ajouter ensuite le mélange de champignons et le fromage de chèvre émietté.

5. Transférer le moule au four et faire cuire pendant 15 à 20 minutes ou jusqu'à ce qu'il soit bien cuit. Glisser la frittata cuite et la couper en morceaux. Servez.

Total des calories : 214 calories par portion

Chapitre 8 : Viande porcine et bovine

La viande est une excellente source de protéines. Par conséquent, les repas avec des viandes maigres sont de grands ajouts à tout repas. Ici, vous pouvez choisir entre le porc et le bœuf. Quel que soit votre choix, nous avons des exemples de recettes dans les deux que vous pouvez essayer :

Côtelette de porc

Ingrédients

- 4 côtelettes de porc désossées (dessus, 1 pouce d'épaisseur)
- 1 cuillère à soupe d'eau
- 1 cuillère à soupe de beurre
- 1 c. à soupe de persil ou d'origan
- 1 c. à table de sauce Worcestershire
- 1 cuillère à café de jus de citron
- 1 cuillère à café de moutarde de Dijon
- 1 c. à thé d'assaisonnement au citron et au poivre

Procédure

1. Dans un bol, mélanger la sauce Worcestershire, l'eau, la moutarde de Dijon et le jus de citron. Alors, écartez-vous.

2. Nettoyez les côtelettes en coupant le gras. Couvrir les deux côtés avec l'assaisonnement au citron et au poivre. Faire revenir les côtelettes de porc dans le beurre pendant 10-12 minutes à feu moyen.

3. Chauffer la sauce dans la même poêle et gratter la croûte. Puis verser sur les côtelettes de porc. Saupoudrer de persil et servir.

Total des calories : 178 calories par portion

Côtelette Miel-Dijon

Ingrédients

- 4 côtelettes de porc désossées, longe
- 1 cuillère à soupe de miel
- 1 c. à soupe de moutarde de Dijon
- Une touche de poivre noir

Procédure

1. Préchauffer le four à 350-400 °F.

2. Mélangez le miel et la moutarde, puis badigeonnez les côtelettes de porc. Saupoudrer les deux côtés de poivre noir.

3. Placer les côtelettes sur une plaque de cuisson et les recouvrir de papier d'aluminium. Cuire au four pendant 30 minutes ou jusqu'à ce que la température interne du porc soit de 145 °F. Servez.

Total des calories : 167 calories par portion

Sandwich à la viande méditerranéenne

Ingrédients

- 4 filets de porc think
- 4 Pain complet
- 1 sachet d'épinards
- 1 oignon rouge, gros, tranché
- 1 gousse d'ail écrasée
- 3 cuillères à soupe de vin rouge
- 6 cuillères à soupe d'huile d'olive
- 1 ½ c. à thé d'origan sec
- ¾ tasse de fromage féta méditerranéen
- 6 tranches de fromage fontina
- 1 ½ tasse de mozzarella râpée
- 1 c. à thé de poudre d'oignon
- 1 c. à thé de poudre d'ail
- Sel et poivre

Procédure

1. Préchauffer le four à 375 °F.

2. Badigeonner le pain complet d'huile d'olive et le faire griller jusqu'à ce que les marques de la grille apparaissent. Mets-le de côté.

3. Assaisonner les deux côtés des steaks avec du sel et du poivre. Arroser de vin et d'huile d'olive. Placer dans un plat de cuisson, couvrir de papier d'aluminium et faire cuire au four de 15 à 18 minutes ou jusqu'à ce qu'il soit cuit.

4. Dans une poêle, faire sauter les épinards et l'ail jusqu'à ce que les épinards flétrissent. Assaisonner de sel et de poivre.

5. Préparer le sandwich : rouleau de sandwich, bifteck, oignons, épinards, fromage féta, fromage fontina, mozzarella. Cuire de nouveau pendant 8 à 10 minutes ou jusqu'à ce que le fromage fonde. Couvrez-le avec le reste du pain de mie. Servez-le.

Total des calories : 520 calories par portion

Steak mariné au café

Ingrédients

- 2 livres de filet de bœuf, ¾ à 1 pouce d'épaisseur
- 2 c. à table de sauce Worcestershire
- 2 cuillères à soupe de vinaigre
- 2 c. à soupe de graines de sésame
- 4 gousses d'ail, hachées finement
- 1 oignon, moyen, haché
- 1 tasse de sauce soya
- 1 tasse de café noir préparé
- 6 c. à soupe de beurre

Procédure

1. Dans une poêle ou un poêlon, faire sauter les graines de sésame dans le beurre. Ajouter ensuite l'ail et l'oignon et continuer à faire sauter jusqu'à ce que le tout soit lisse.

2. Dans un bol, mélanger la sauce soya, le café, le vinaigre, le mélange de sésame et la sauce Worcestershire. Versez la moitié dans un bol, mettez

le steak dedans et laissez-le mariner toute la nuit. Réfrigérer l'autre moitié de la marinade.

3. Retirer le steak de la marinade et le faire griller pendant 8 à 10 minutes à feu moyen. Faire chauffer la marinade au réfrigérateur et servir avec le steak.

Total des calories : 307 calories par portion

Kebab de viande et de légumes grillés

Ingrédients

- 1 lb de bifteck de surlonge, coupé et paré, environ 32 morceaux
- 16 champignons, bouton
- 16 tomates cerises
- 1 poivron (vert ou rouge), coupé en 16 morceaux
- Gros oignon, coupé en 16 morceaux, 1 pouce
- ¾ tasse de vinaigre balsamique
- ¾ tasse d'huile d'olive
- 2 c. à table de grains entiers ou de moutarde de Dijon
- 1 c. à soupe d'origan
- 1 cuillerée de romarin
- 2 gousses d'ail, tranchées
- ½ cuillère à café de sel de mer
- ½ cuillère à café de poivre noir moulu

Procédure

1. Dans un petit bol, mélanger le vinaigre balsamique, l'origan, la moutarde, le romarin, l'ail, le poivre noir et le sel. Réserver pour la marinade.

2. Vous pouvez aussi embrocher la viande, le poivron, les champignons, l'oignon et les tomates. Vous pouvez choisir votre arrangement. Faire mariner les brochettes et les réfrigérer pendant la nuit

3. Préchauffer le gril à feu moyen. Faire rôtir les brochettes pendant 10 à 15 minutes ou jusqu'à ce qu'elles soient cuites. Servez

Total des calories : 237 calories par portion

CHAPITRE 9 : VOLAILLE

Si le porc et le boeuf ne sont pas votre truc, alors peut-être que les repas de volaille sont la solution. Voici quelques recettes remarquables que vous devriez essayer. Ce qui est encore mieux, c'est qu'ils ont tous moins de 400 calories. Ça vaut la peine d'essayer !

Ragoût de poulet

Ingrédients

- 1 c. à table d'huile de canola ou d'olive
- ½ kg de cuisses de poulet désossées et sans peau, coupes de 1 ½ pouce
- 4 carottes, tranchées finement
- 2 tasses de carottes, tranchées
- 1 tasse de céleri, tranché
- 2/3 tasse de poireaux, tranchés
- 3 gousses d'ail, hachées finement
- 2 tasses de bouillon de poulet, faible en sodium
- ¾ tasse de pomme de terre rouge, coupée en cubes

- 1 tasse de haricots verts
- 2 cuillères à café de romarin
- ½ tasse de lait, sans gras
- 1 cuillère à soupe de farine
- ¼ cuillère à café de poivre noir
-

Procédure

1. Dans une casserole profonde, mélanger le poulet, les poireaux, le céleri, les carottes et l'ail. Sauter un peu et ajouter le poulet. Cuire pendant 8 à 10 minutes ou jusqu'à ce que le poulet soit doré et que les légumes soient tendres. Ajouter les pommes de terre, le romarin, les haricots et le poivre noir. Ajouter le bouillon et faire bouillir à feu moyen. Réduire ensuite le feu et laisser mijoter pendant 20-25 minutes.

2. Dans un récipient séparé, mélanger la farine et le lait. Bien mélanger, puis ajouter au ragoût. Faire bouillir pendant 2 minutes ou jusqu'à ce que le ragoût épaississe. Servez.

Total des calories : 269 calories par portion

Poulet aux patates douces des Caraïbes

Ingrédients

- ½ kg de patate douce pelée et râpée
- 4 poitrines de poulet désossées et sans peau, coupées en deux
- 4 cuillères à soupe d'eau
- 1 œuf
- 1 cuillère à soupe d'huile d'olive
- ¼ cuillère à café de sel de mer
- 1/4 c. à thé de poivre noir
- 1 c. à thé d'assaisonnement jamaïcain (sans sodium)
- ¼ tasse de farine
- Sauce à l'avocat et à la mangue
- Une pincée de poivre de Cayenne
- Spray de cuisson antiadhésif

Procédure

1. Placez les patates douces dans un contenant allant au micro-ondes. Ajouter 2 cuillères à soupe d'eau et couvrir de papier d'aluminium. Faire cuire au micro-

ondes à température moyenne pendant 8-10 minutes. Égouttez l'eau et mettez-la de côté.

2. Dans un bol, mélanger l'œuf, 2 c. à soupe d'eau, ¼ c. à thé de sel, 1/8 c. à thé de poivre noir, la farine. Bien mélanger. Ajouter les patates douces et s'assurer de les couvrir complètement.

3. Dans une poêle, retirer environ 1 tasse du mélange de ¼ et faire frire pendant 4 à 5 minutes. Il y a environ huit gâteaux.

4. Dans un autre bol, mélanger l'assaisonnement, le reste du sel, le poivre noir et le poivre de Cayenne. Couvrir les poitrines de poulet uniformément dans chaque moitié.

5. Faire rôtir les poulets à feu moyen pendant 10 à 12 minutes. Coupez-les en fines tranches lorsqu'elles sont bien cuites.

6. Servez le poulet avec la sauce et la tarte aux patates douces.

Total des calories : 387 calories par portion

Burger de dinde sur pain de blé

Ingrédients

- 1 gros oeuf
- 1 ¼ lb de dinde maigre, hachée
- 6 pains de blé entier
- 2/3 tasse de chapelure de pain mou à grains entiers
- ½ tasse de céleri haché
- 1/4 de tasse d'oignon, haché
- 1 c. à soupe de persil haché
- 1 c. à thé de sauce Worcestershire
- 1 c. à thé d'origan sec
- ½ cuillère à café de sel de mer
- ¼ cuillère à café de poivre noir

Procédure

1. Dans un bol, mélanger l'œuf, le céleri, l'oignon, la chapelure, le persil, la sauce Worcestershire, le sel et le poivre noir. Ajouter la dinde hachée et bien mélanger. Form 6 burgers.

2. Faire griller ou frire les burgers jusqu'à ce qu'ils soient cuits ou jusqu'à ce que le jus soit clair. Servir

sur des petits pains. Vous pouvez choisir d'ajouter de la laitue, des tomates, etc.

Total des calories : 293 calories par portion

Burger de poulet au fromage bleu

Ingrédients

- 1 oignon, moyen, haché
- 1 œuf
- 3 cuillères à soupe de chapelure sèche
- 2 c. à table de fromage bleu émietté
- 1 gousse d'ail, hachée finement
- 2 cuillères à café de moutarde de Dijon
- ¼ cuillère à café de poivre noir
- 12 onces de poitrine de poulet, moulues
- 4 cuillères à café d'huile d'olive
- 4 pains à hamburger complets
- 2 c. à table de vinaigrette au fromage bleu faible en gras (facultatif)
- 4 tranches de tomate
- 4 feuilles de laitue

Procédure

1. Dans un bol, mélanger la chapelure, l'œuf, le fromage bleu, l'ail, le poivre, les oignons hachés et la poitrine de poulet hachée. Bien mélanger.

2. Former le mélange en hamburgers d'environ ¾ pouces d'épaisseur.

3. Ajouter l'huile d'olive dans la poêle et faire frire les burgers à feu moyen pendant 15-18 minutes. N'oubliez pas de retourner les hamburgers pour les empêcher de brûler.

4. Diviser les rouleaux en deux. Étendez le burger comme vous le souhaitez, ou vous pouvez suivre l'ordre de bas en haut : pain, burger, vinaigrette, laitue, tomate, pain.

Total des calories : 341 calories par portion

Poulet au citron

Ingrédients

- 4 poitrines de poulet désossées et sans peau
- 1 cuillère à soupe d'huile d'olive
- Jus de citron (1 citron)
- ½ c. à thé de poudre d'oignon
- ½ cuillère à café de poivre blanc
- 1 ½ c. à thé d'origan frais
- Spray de cuisson antiadhésif

Procédure

1. Préchauffez le four à 375 °F.

2. Diviser un morceau de papier d'aluminium en 4 paquets et vaporiser d'un aérosol de cuisson antiadhésif. Placer un poulet sur chaque feuille.

3. Arrosez les poulets d'huile d'olive et de jus de citron. Saupoudrer de poudre d'oignon, d'origan et de poivre blanc. Couvrez-les avec le zeste de citron. Sceller les paquets et faire cuire pendant 30 minutes. Servez.

Total des calories : 195 calories par portion

Chapitre 10 : Poissons Et Aliments De Mer

Le poisson et les fruits de mer sont parmi les ingrédients les plus sains que vous pouvez avoir dans vos repas. Ne cuisinez pas seulement des plats de porc, de boeuf ou de volaille. Ajoutez également de délicieuses recettes de poissons ou de fruits de mer. Vous ne devez donc pas manquer ces recettes faciles et délicieuses.

Tilapia à la crème de concombre

Ingrédients

- 4 filets de poisson tilapia
- 2/3 tasse de farine de blé entier
- 1 citron, coupé en deux (râpage et garniture)
- 1 cuillère à soupe de beurre
- ¼ cuillère à café de paprika
- ¼ c. à café de poivre
- ½ cuillère à café de sel kasher ou de sel de mer

- 1 concombre anglais, coupé dans le sens de la longueur
- 2 échalotes, tranchées finement
- 2 cuillères à soupe de câpres
- 1 tasse de crème sure ou de yogourt grec
- 3 cuillères à soupe de vin blanc
- 2 c. à soupe d'aneth, haché
- Sel, poivre, poivre de Cayenne

Procédure

1. Dans un bol, mélanger la farine, le paprika, le sel, le poivre, le piment de Cayenne et le zeste de citron.

2. Couvrez les filets de poisson avec le mélange de farine et faites-les frire dans le beurre à feu moyen pendant 3-4 minutes. Déposer sur une assiette et presser la moitié du citron sur les steaks.

3. Dans une autre poêle, faire revenir les échalotes dans le vin blanc et les faire cuire à feu moyen pendant environ 2 minutes. Ajouter le concombre et les câpres et laisser mijoter jusqu'à ce que le concombre soit chaud. Ajouter la crème sure ou le yogourt grec,

l'aneth, le sel et le poivre noir et faire sauter pendant 2 minutes de plus. Servir les filets de poisson et les arroser de sauce.

Total des calories : 357 calories par portion

Filet de sole épicée

Ingrédients

- Filet de sole 1 livre
- ¼ tasse de lait faible en gras
- ¼ tasse de farine tout usage
- 1 c. à thé de poivre noir
- 1 cuillère à café de poivre de Cayenne
- 1 cuillère à café de paprika
- 1 cuillère à café de thym
- 1 cuillère à café de sel de mer
- 1 cuillère à café d'huile d'olive

Procédure

1. Dans un récipient, faire tremper les filets de sole dans le lait pendant 12 à 15 minutes. Mettez-les de côté.

2. Dans un autre bol, mélangez la farine, le poivre, le piment de Cayenne, le paprika, le thym et le sel. Couvrir les filets avec le mélange en poudre et les

faire frire dans l'huile d'olive à feu moyen pendant 2 à 3 minutes ou jusqu'à ce qu'ils soient cuits. Servez.

Total des calories : 270 calories par portion

Mérou aux herbes

Ingrédients

- 4 filets de flétan
- ¾ tasse de miettes de panko
- 1/3 tasse de persil haché
- ¼ tasse d'aneth, haché
- ¼ tasse de ciboulette, hachée
- 1 cuillère à café d'huile d'olive
- 1 c. à thé de zeste de citron
- Sel et poivre

Procédure

1. Préchauffer le four à 400 °F.

2. Dans un grand bol, mélanger la chapelure, la ciboulette, l'huile d'olive, l'aneth, le persil, le zeste de citron, le sel et le poivre. Couvrir les filets de flétan avec le mélange de miettes.

3. Placer le filet enrobé sur une plaque à pâtisserie et faire cuire au four pendant 10 à 15 minutes ou jusqu'à ce que les miettes soient dorées.

Total des calories : 273 calories par portion

Pétoncles à l'orange

Ingrédients

- 4 cuillères à soupe d'huile d'arachide
- 1 ½ lb de pétoncles
- ½ tasse de jus d'orange
- 1 cuillère à café de sauce soja
- ½ cuillère à café d'écorce d'orange râpée
- 1 cuillère à café de poivre
- 1 cuillère à café de sel
- 2 gousses d'ail, hachées finement

Procédure

1. Assaisonner les pétoncles avec du sel et du poivre. Faire sauter dans l'huile d'arachide à feu moyen jusqu'à ce qu'elle soit dorée et la déposer sur une assiette une fois cuite.

2. Dans la même poêle, faire sauter l'ail haché, la sauce soya, le jus d'orange et le zeste d'orange pendant 2 à 3 minutes ou jusqu'à ce que la sauce épaississe.

3. Versez la sauce à l'orange sur les pétoncles et servez.

Total des calories : 291 calories par portion

Poisson grillé avec un mélange citron-persil

Ingrédients

- 6 filets de poisson (tout poisson blanc maigre)
- 6 cuillères à soupe de margarine de yaourt
- 3 citrons, divisés en deux
- 3 c. à soupe de persil frais, haché
- 1 c. à thé de zeste de citron
- ½ cuillère à café de sel de mer
- ½ cuillère à café de romarin séché
- Spray de cuisson antiadhésif

Procédure

1. Dans un bol, mélangez le persil, le zeste de citron, le romarin, la margarine de yogourt et le sel de mer. Mettre de côté.

2. Faites rôtir le poisson pendant 2 à 3 minutes. Presser un peu de jus de citron sur chaque filet et couvrir avec le mélange persil-margarine. Servez.

Total des calories : 211 calories par portion

CHAPITRE 11 : LÉGUMES

Les légumes sont encore plus nécessaires que la viande. Vous avez besoin de légumes pour équilibrer votre apport nutritionnel. Par conséquent, vous devriez passer un peu de temps pour apprendre quelques recettes de légumes aussi. Voici quelques bonnes recettes pour vous aider à démarrer :

Légumes brouillés

Ingrédients

- 6 œufs
- ¼ tasse de lait, faible en gras
- ¼ tasse de tomates fraîches hachées
- ¼ tasse de fromage cheddar râpé
- ¼ tasse d'huile d'olive
- ¼ tasse de champignons frais tranchés
- ¼ tasse d'oignons hachés
- ¼ tasse de poivrons verts hachés

Procédure

1. Dans un bol, mélanger les œufs, le lait et les tomates. Mettez de côté.

2. Dans une poêle, faire revenir les poivrons, les oignons et les champignons dans l'huile d'olive à feu moyen jusqu'à ce que les oignons soient transparents. Ajouter le mélange d'œufs et faire sauter pendant 2 minutes. Ajouter le fromage et faire cuire pendant 1 minute de plus. Servez.

Total des calories : 182 calories par portion

Lanières de courgettes au pesto d'avocat crémeux

Ingrédients

- 1 avocat mûr
- 3 courgettes, coupées en lanières de nouilles de ¼ pouces
- 1 gousse d'ail
- ½ tasse de basilic frais
- 1 cuillère à soupe de jus de citron
- 2 cuillères à soupe d'huile d'olive
- Eau
- Sel et poivre

Procédure

1. Mélanger l'avocat, le basilic, l'ail et le jus de citron jusqu'à l'obtention d'une texture lisse. Ajouter 1 cuillère à soupe d'huile d'olive, de l'eau si nécessaire, une pincée de sel et de poivre. Continuer à mélanger la sauce jusqu'à ce qu'elle semble épaisse. Versez le tout dans un bol et réservez.

2. Dans une poêle, faire sauter les lanières de courgettes dans le reste de l'huile d'olive à feu moyen pendant 3 à 5 minutes ou jusqu'à ce qu'elles soient tendres. Ajouter à la sauce et servir.

Total des calories : 362 calories par portion

Quinoa aux légumes

Ingrédients

- 1 tasse de quinoa
- 2 tasses de brocoli, cuit à la vapeur
- 2 tasses de tomates cerises, tranchées
- ½ tasse de raisins secs
- 1 patate douce, hachée
- 2 tasses de citrouille, hachée
- 2 tasses de bouillon de légumes
- ¼ tasse d'écorce de citron
- 1 cuillère à soupe de jus de citron
- Sel et poivre

Procédure

1. Dans une casserole profonde, faire bouillir les légumes à feu moyen pendant 10 à 12 minutes ou jusqu'à ce qu'ils soient tendres. Égoutter l'eau et faire cuire dans une poêle avec de l'huile d'olive pendant 5

à 7 minutes ou jusqu'à ce qu'elle soit tendre. Assaisonner de sel et de poivre. Mettez de côté.

2. Dans une casserole, faire cuire le quinoa avec le bouillon de poulet, le jus et le zeste de citron pendant 15 minutes. Retirer du feu et laisser reposer pendant 5 minutes. Ensuite, ouvrez le couvercle et épongez le quinoa. Mettez de côté.

3. Dans la même poêle que les légumes, ajouter le quinoa, les tomates et le brocoli. Remuer pendant 5 minutes. Ajouter les raisins secs et assaisonner avec du sel et du poivre. Servir, chaud ou froid.

Total des calories : 274 calories par portion

Aubergine cuite au four avec du fromage de chèvre

Ingrédients

- 1 aubergine
- 4 oz de fromage de chèvre ramolli
- 1 ½ tasses de chapelure panko, grillées
- 4 cuillères à soupe de beurre
- 1 blanc d'œuf
- 1 gros oeuf
- 1 tasse de sauce marinara
- 2 c. à soupe d'ail, haché finement
- ½ tasse de basilic frais, haché
- 1 c. à soupe de sel casher

Procédure

1. Préchauffer le four à 400 °F.

2. Couper les aubergines en tranches de 1 pouce d'épaisseur. Placez les aubergines sur une assiette et saupoudrez-les de sel pour en éliminer l'amertume.

Mettre de côté pendant 30 minutes. Ensuite, rincez à l'eau pour enlever le sel. Sécher et réserver.

3. Dans une poêle, faire sauter l'ail dans le beurre à feu moyen pendant environ 1 minute.

4. Dans un grand bol, mélanger les miettes de pain grillé et le mélange de beurre à l'ail. Bien mélanger, puis déposer sur une plaque à pâtisserie en papier parchemin pendant 5 à 8 minutes ou jusqu'à ce qu'elle soit dorée. Transférez dans un bol quand vous aurez fini.

5. Dans un petit bol, mélanger le blanc d'œuf et l'œuf entier - saler et poivrer. Alors, mettez-le de côté.

6. Trempez les tranches d'aubergines dans le mélange d'œufs, puis dans le mélange de miettes. Assurez-vous de couvrir chaque tranche complètement. Placer l'aubergine couverte sur la plaque à pâtisserie et faire cuire au four pendant 20 minutes ou jusqu'à ce qu'elle soit tendre.

7. Retirer la plaque de cuisson avec l'aubergine du four. Couvrir les aubergines de sauce marinara, de fromage de chèvre et de basilic haché. Cuire de nouveau pendant 10 minutes ou jusqu'à ce que le fromage soit doré. Servez.

Total des calories : 201 calories par portion

Croustille de chou frisé maison

Ingrédients

- 1 paquet de chou frisé
- 1 cuillère à soupe d'huile d'olive
- ¼ cuillère à café de poivre noir
- 1/8 c. à thé de sel kasher ou de sel de mer
- 1/8 c. à thé de poudre d'ail

Procédure

1. Préchauffer le four à 300 °F. Tapisser les plaques de cuisson avec du papier sulfurisé.

2. Lavez et séchez soigneusement les feuilles de chou frisé. Déchirez les feuilles juste assez pour remplir environ 8 tasses.

3. Dans un bol, mélangez les feuilles avec du sel, du poivre, de l'huile d'olive et de la poudre d'ail. Cuire les feuilles au four pendant 20 à 25 minutes ou jusqu'à ce qu'elles soient croustillantes. Laisser refroidir et servir.

Total des calories : 97 calories par portion

CHAPITRE 12 : LES SMOOTHIES

Si vous n'aimez pas manger des aliments durs ou si vous êtes trop pressé de préparer un repas décent, ne vous inquiétez pas. Vous pouvez toujours opter pour des smoothies rafraîchissants et sains. Ils sont sains et très faciles à faire. Vous pouvez également les boire dans le train ou à votre arrivée au bureau. Essayez les smoothies simples suivants :

Smoothie à l'avocat, aux bleuets et à la banane

Ingrédients

- ½ tasse de lait d'amande
- ½ avocat mûr
- 1 banane
- 1 tasse d'épinards
- 2 tasses de bleuets
- 1 c. à soupe de graines de lin moulues
- 1 c. à soupe de beurre d'amande

- ¼ cuillère à café de cannelle

Procédure

1. Mettre tous les ingrédients humides dans un mélangeur. Ajouter ensuite les ingrédients solides et mélanger à nouveau jusqu'à ce que le tout soit bien mélangé et crémeux. Pour une finition plus épaisse, ajouter de la glace. Pour une finition plus fine, ajouter plus de lait d'amande.

Total des calories : 283 calories par portion

Smoothie aux fraises et à l'avoine

Ingrédients

- 12-14 fraises, tranchées
- 1 banane, tranchée
- ½ tasse de gruau
- 1 tasse de lait d'amande
- 2 cuillères à soupe de miel

Procédure

1. Mélanger le gruau jusqu'à ce qu'il devienne plus fin. Ensuite, ajoutez les bananes, les fraises, le lait d'amande et le miel. Mélanger jusqu'à ce que le tout soit bien mélangé et crémeux. Ajoutez de la glace pour une consistance plus épaisse ou ajoutez plus de lait d'amande pour une consistance plus fine.

Total des calories : 254 calories par portion

Milkshake à la banane et aux noix de framboise

Ingrédients

- 2 c. à table de beurre d'arachide non sucré

- 1 tasse de framboises

- 1 grande banane

- 1 tasse de lait d'amande

Procédure

1. Mélanger tous les ingrédients dans un mélangeur. Mélanger pendant 10 minutes ou jusqu'à ce que le mélange soit crémeux et servir. Ajouter de la glace pour l'épaissir et mélanger à nouveau. Ajouter le lait d'amande pour le rendre plus fin.

Total des calories : 200 calories par portion

Shake au chou frisé, gingembre et fraise

Ingrédients

- 6 morceaux de feuilles de chou frisé, frais
- 2 cuillères à café de gingembre râpé
- 1 tasse de fraises fraîches
- 2 cuillères à café de miel
- 3 cuillères à soupe de jus de citron
- ½ tasse d'eau
- 1 tasse de glace

Procédure

1. Mélanger tous les ingrédients dans un mélangeur. Mélanger pendant 10 minutes ou jusqu'à ce que le mélange soit lisse et servir. C'est bon pour deux portions.

Total des calories : 205 calories par portion

Smoothie au chou frisé

Ingrédients

- 1 tasse de yogourt grec
- 3 tasses de chou frisé
- 1 tasse de concombre
- 1 ½ tasse de cubes d'ananas
- 2 cuillères à soupe de graines de chanvre

Procédure

1. Placer tous les ingrédients dans un mélangeur et mélanger jusqu'à la consistance désirée ou jusqu'à ce que le mélange soit lisse. Ajoutez un peu de glace pour l'épaissir ou ajoutez ½ tasse de lait d'amande pour le rendre plus mince et plus fluide.

Total des calories : 206 calories par portion

CONCLUSION

En fait, il n'est pas facile de recevoir un diagnostic de diabète. Beaucoup de choses doivent changer dans votre mode de vie, en particulier les aliments que vous mangez. Mais ça n'a pas besoin d'être ennuyeux et accablant. Le diabète n'est pas la fin. C'est juste un changement auquel vous devrez vous habituer.

Nous espérons qu'avec ce livre, vous pourrez apprendre comment aller de l'avant à partir de votre diagnostic et vous aider à vous améliorer en appliquant les informations que vous avez apprises dans ce livre. Nous espérons également que les recettes que nous avons incluses vous fourniront des repas qui sont non seulement disponibles, mais qui vous inspireront à essayer vos propres créations.

DERNIÈRES PAROLES

Merci encore d'avoir acheté ce livre.

Nous espérons que ce livre pourra vous aider.

L'étape suivante consiste à vous inscrire à **notre bulletin électronique pour** recevoir des mises à jour sur les nouvelles parutions ou les promotions. Vous pouvez vous inscrire gratuitement et, en bonus, vous recevrez également notre livre "*7 erreurs de fitness que vous ne savez pas que vous faites*". Ce livre bonus décompose plusieurs des erreurs les plus courantes dans le domaine du fitness et démystifiera plusieurs des complexités et de la science du fitness. Le fait d'avoir organisé toutes ces connaissances et cette science du conditionnement physique dans un livre d'action étape par étape vous aidera à prendre la bonne direction dans votre parcours de mise en forme. Pour vous inscrire à notre bulletin électronique et obtenir votre livre gratuit, veuillez visiter le lien et vous inscrire : **www.effingopublishing.com/gift**

Enfin, si vous avez aimé ce livre, alors nous aimerions vous demander une faveur, auriez-vous l'amabilité de laisser une critique pour ce livre ? Merci, et bonne chance pour votre voyage.

À PROPOS DU CO-AUTEUR

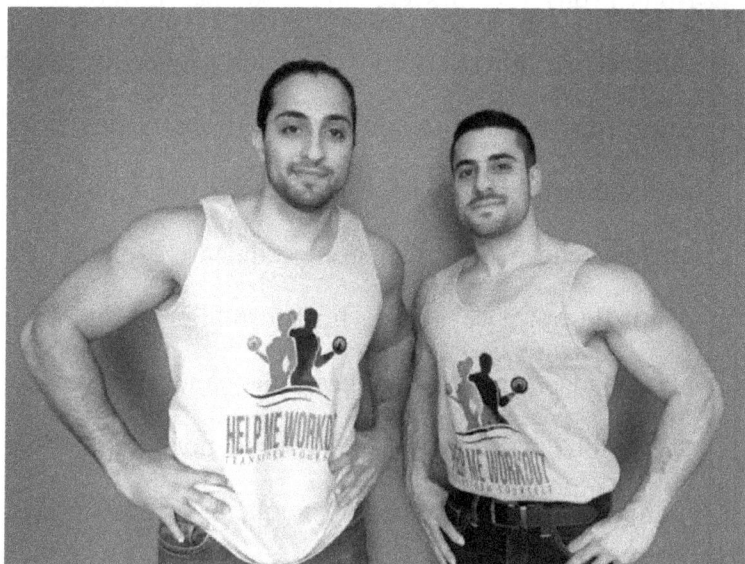

Notre nom est Alex et George Kaplo ; nous sommes tous deux des entraîneurs personnels certifiés de Montréal, Canada. Nous commencerons par dire que nous ne sommes pas les plus grands gars que vous rencontrerez jamais, et que cela n'a jamais été notre objectif. Nous avons commencé à travailler pour surmonter notre plus grande insécurité quand nous étions plus jeunes, qui était la confiance en soi. Vous traversez peut-être des difficultés en ce moment, ou vous voulez peut-être vous mettre en forme, et nous pouvons certainement le comprendre.

Nous avons toujours été intéressés par le monde de la santé et du fitness et nous voulions gagner du muscle à cause des nombreux abus dont nous avons souffert pendant notre adolescence. On a pensé qu'on pouvait faire quelque chose pour l'apparence de nos corps. C'était le début de notre voyage de transformation. Nous n'avions aucune idée par où commencer, mais nous commencions à peine tous les deux. Parfois, nous nous inquiétions et craignions que les autres se moquent de nous parce que nous faisions les exercices incorrectement. Nous avons toujours souhaité avoir un ami pour nous guider.

Après beaucoup de travail, d'études et d'innombrables essais et erreurs. Certaines personnes ont commencé à remarquer que nous étions tous les deux en bonne forme et nous avons commencé à nous intéresser beaucoup au sujet. C'est ainsi que de nombreux amis et de nouveaux visages sont venus nous voir pour nous demander des conseils de mise en forme. Au début, cela semblait étrange quand les gens nous demandaient de les aider à se mettre en forme.

Mais ce qui nous a fait continuer, c'est quand ils ont commencé à voir des changements dans leur propre corps et nous ont dit que c'était la première fois qu'ils avaient vu de vrais résultats ! À partir de ce moment, de plus en plus de gens sont venus nous voir, et cela nous a fait réaliser qu'après tant de lectures et d'études dans ce domaine, cela nous a aidés, mais cela nous a aussi permis d'aider les autres. Jusqu'à présent, nous avons formé et responsabilisé de nombreux clients qui ont obtenu des résultats plutôt surprenants.

Aujourd'hui, nous possédons et exploitons cette entreprise d'édition, où nous faisons appel à des auteurs passionnés et experts pour écrire sur des questions de santé et de condition physique. Nous avons également une entreprise de fitness en ligne et nous aimerions entrer en contact avec vous en vous invitant à visiter le site Web à la page suivante et à vous inscrire à notre bulletin électronique (vous recevrez même un livre gratuit).

Enfin, si vous êtes dans la situation dans laquelle nous étions autrefois et que vous voulez des conseils, n'hésitez pas à demander. Je serai là pour t'aider !

Vos entraîneurs,

Alex et George Kaplo

Télécharger un autre livre gratuitement

Nous voulons vous remercier d'avoir acheté ce livre et vous offrir un autre livre, "Les erreurs de santé et de forme physique que vous ne savez pas que vous faites", complètement gratuit.

Visitez le lien suivant pour vous inscrire et le recevoir :

www.effingopublishing.com/gift

Dans ce livre, nous allons décomposer les erreurs les plus courantes en matière de santé et de forme physique que vous faites probablement en ce moment, et nous vous révélerons comment vous pouvez rapidement vous mettre dans la meilleure forme de votre vie.

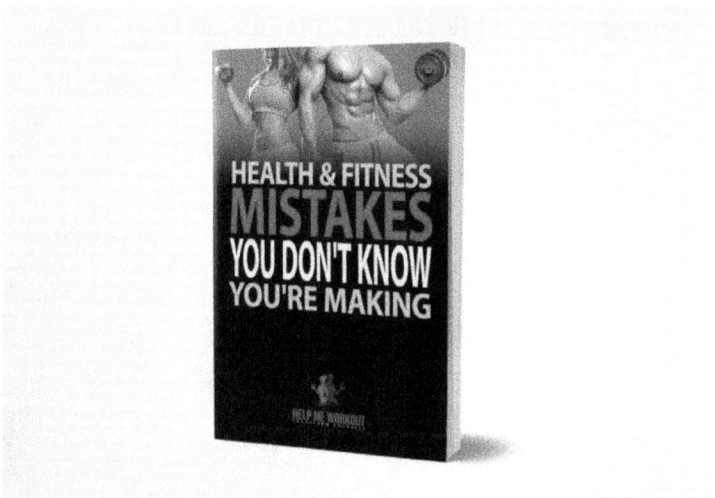

En plus de ce précieux cadeau, vous aurez également l'occasion d'obtenir gratuitement nos nouveaux livres, de participer à des tirages au sort et de recevoir d'autres courriels utiles de notre part. Encore une fois, visitez le lien pour vous inscrire :

www.effingopublishing.com/gift.

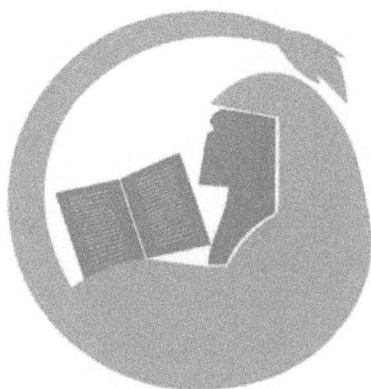

EFFINGO
Publishing

Pour plus de livres, visitez :
EffingoPublishing.com